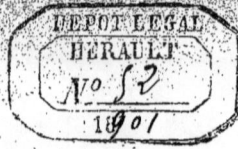
CONTRIBUTION A L'ÉTUDE

DE

LA PNEUMONIE

ET DE

LA BRONCHO-PNEUMONIE

CHEZ L'ENFANT

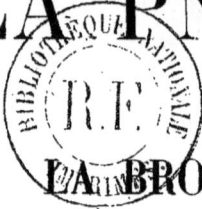

PAR

Le Dᴿ Paul ESCOFFIER

ANCIEN PRÉPARATEUR
LAURÉAT DE L'ÉCOLE DE MÉDECINE DE GRENOBLE
(MÉDECINE PRIX UNIQUE)

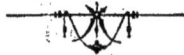

MONTPELLIER
FIRMIN ET MONTANE, IMPRIMEURS DE L'UNIVERSITÉ
Rue Ferdinand-Fabre et Quai du Verdanson
—
1901

CONTRIBUTION A L'ÉTUDE

DE

LA PNEUMONIE

ET DE

LA BRONCHO-PNEUMONIE

CHEZ L'ENFANT

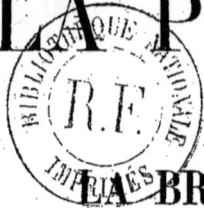

PAR

Le Dᴿ Paul ESCOFFIER

ANCIEN PRÉPARATEUR
LAURÉAT DE L'ÉCOLE DE MÉDECINE DE GRENOBLE
(MÉDECINE PRIX UNIQUE)

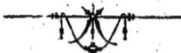

MONTPELLIER

G. FIRMIN et MONTANE, IMPRIMEURS DE L'UNIVERSITÉ

Rue Ferdinand-Fabre et Quai du Verdanson

1901

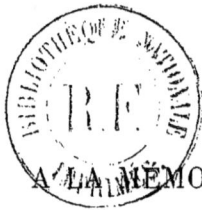

A LA MÉMOIRE DE MON VÉNÉRÉ PÈRE

A MA MÈRE

Faible témoignage de reconnaissance et d'affection.

P. ESCOFFIER.

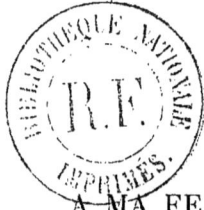

A MA FEMME BIEN-AIMEE

P. ESCOFFIER.

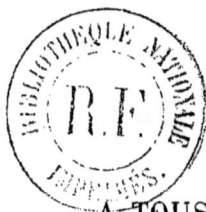

A TOUS MES PARENTS

MEIS ET AMICIS

P. ESCOFFIER.

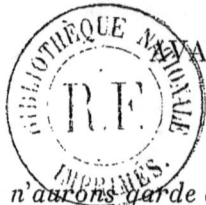

AVANT-PROPOS

Nous n'aurons garde de commencer ce travail qui doit terminer nos études sans adresser nos remercîments à tous ceux qui nous firent du bien.

M. le professeur Baumel a bien voulu nous autoriser à publier des observations prises dans son service, et nous indiquer le chemin que nous devions suivre pour mener à bien le travail que nous avons entrepris ; les savants conseils qu'il n'a cessé de nous prodiguer, la bienveillance avec laquelle il nous a reçu, nous font un impérieux devoir de lui exprimer ici nos plus profonds sentiments de reconnaissance.

M. le docteur Bordier, directeur de l'école de médecine de Grenoble, fut le professeur admiré et savant qui nous accueillit au début de nos études avec la plus grande bonté ; que ce maître aimé reçoive l'expression de notre plus vive gratitude.

Il m'est doux aussi d'adresser mes remercîments à mes professeurs de l'école de médecine de Grenoble, aux docteurs Berlioz-Comte, Perriol, Pegoud, Porte et Girard, qui, avec une patience sans égale, dirigèrent nos premiers pas dans l'art difficile de guérir.

M. le docteur Nicolas voudra bien permettre à son ancien préparateur de lui adresser l'expression bien sincère de son dévouement et de sa profonde gratitude ; auprès de lui, nous avons toujours trouvé l'accueil le plus bienveillant et le plus affable.

Merci à tous nos maîtres de la faculté de Montpellier qui nous ont accueilli avec la plus parfaite urbanité ; nous quitterons la faculté en emportant d'eux le meilleur souvenir.

MM. Baumel, Granel, Brousse et Galavielle ont droit à nos plus sincères remercîments ; qu'ils soient persuadés que nous sentons tout le prix de l'honneur qu'ils nous font en faisant partie de notre jury.

Nous avons à Montpellier un ami qui nous est bien cher, tout ce que nous pourrions dire à son sujet ne saurait exprimer toute l'amitié que nous ressentons pour lui ; qu'il reçoive ici tous nos remercîments pour tout le bien qu'il nous a fait, et qu'il soit persuadé que nous ne l'oublierons jamais.

INTRODUCTION

Nous n'avons point, certes, le dessein d'entreprendre une revue générale de la pneumonie et de la broncho-pneumonie. Des esprits d'élite, comme Laënnec et Dieulafoy, nous ont, de leur plume magistrale, laissé des études qu'il serait sacrilège même de commenter !

Mais si la pathologie interne, en temps que science, est schématique, et renferme, en ses limites étroites, des règles sévères, qu'on pourrait appeler les lois de la médecine classique, la clinique, elle, est immense, accessible à tous, et, sur ce terrain, le modeste et laborieux médecin de campagne, observateur scrupuleux et consciencieux des malades qui lui sont confiés, peut devenir l'émule d'un Trousseau ou d'un Potain. Aussi, doit-on considérer comme un devoir rigoureux et strict l'apport, à ce trésor médical qu'on appelle les faits cliniques, de tous les phénomènes curieux ou particuliers observés chez certains malades, à propos de tel ou tel état pathologique. C'est dans l'ensemble de ces faits cliniques, condensés et comparés, que, plus tard, un Dieulafoy pourra, peut-être, trouver le symptôme qui pourra favoriser le diagnostic de nos successeurs.

Nous avons donc pour projet d'étudier, rapidement et suc-
cinctement, la pneumonie et broncho-pneumonie chez l'enfant,
dans son étiologie, sa pathogénie, sa symptomatologie, son
anatomie pathologique. Nous terminerons enfin par le traitement, en insistant, dans chaque chapitre, sur certains points
de l'enseignement de notre savant professeur, M. Baumel,
que nous avons pu vérifier au lit des malades.

Puissions-nous avoir fait œuvre utile !

CONTRIBUTION A L'ÉTUDE

DE LA

PNEUMONIE ET DE LA BRONCHO-PNEUMONIE

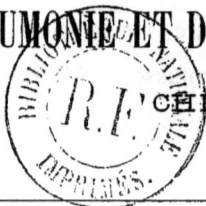

CHEZ L'ENFANT

ÉTIOLOGIE

La fréquence de la pneumonie et de la broncho-pneumonie aux différents âges a été fort discutée et l'on comprend que les auteurs anciens n'aient pu tomber d'accord sur ce point d'étiologie, puisque souvent ils ne s'entendaient même pas pour le diagnostic.

De nos jours même, les avis sont très partagés.

Pour ce qui est de la broncho-pneumonie, les médecins sont assez unanimes à admettre sa grande fréquence, en même temps que sa haute gravité dans le jeune âge ; mais, où apparaissent les divergences, c'est lorsqu'il s'agit de la pneumonie. Jürgensen trouve un maximum pour l'âge de 1 à 5 ans. Comby admet qu'elle est dix fois plus fréquente entre 1 et 15 ans que chez l'adulte ; cependant, la plupart des auteurs pensent aujourd'hui que la pneumonie franche, semblable à celle de l'adulte, bien différente de la broncho-pneumonie, est rare chez l'enfant. Au-dessous de 1 an ou même au-dessous de 2 ans, elle est tout à fait exceptionnelle, tandis qu'elle devient plus commune après le sevrage ; ce n'est pas que l'alvéole pulmonaire des tout jeunes soit réfractaire à l'invasion du pneumoccoque, puisqu'on a pu observer des pneumonies lobaires aiguës en évolution au moment de la naissance (Netter, Soc. biologie, 1889), mais il semble que les agents de la maladie apparaissent dans la bouche et les voies respiratoires supérieures surtout quand l'allaitement a cessé, au moment où commence l'alimentation solide.

Quant à la fréquence relative de ces deux maladies, nous ne connaissons pas à cet égard de statistiques bien précises, mais il nous a paru que la vraie pneumonie lobaire aiguë était rare chez l'enfant, tandis que la broncho-pneumonie peut compter parmi les maladies les plus fréquentes de cet âge ; c'est l'opinion de notre maître, le professeur Baumel, c'est aussi l'impression qui résulte de notre stage hospitalier et de la lecture d'un certain nombre de travaux sur les affections des voies respiratoires chez l'enfant.

Quelles sont maintenant les particularités étiologiques qui méritent de nous arrêter dans chacune de ces maladies ? et en quoi semblent-elles différer ?

1° *Pneumonie.* — L'âge de la pneumonie chez l'enfant est surtout de 2 à 12 ans, on l'observe rarement au-dessous, ainsi que nous l'avons indiqué déjà, et c'est là un caractère qui la distingue bien nettement de la broncho-pneumonie. Rilliet et Barthez, après avoir cité quelques rares cas au-dessous de 2 ans, relèvent 142 cas de 2 à 7 ans, contre 164 de 7 à 14 ans ; les statistiques de Henoch, Comby, Jürgensen, sont aussi concluantes à cet égard.

Le sexe, qui n'a pas d'influence dans la broncho-pneumonie, semble constituer pour la pneumonie une prédisposition assez importante, puisque la plupart des auteurs notent une majorité en faveur des garçons : 221 garçons pour 187 filles, dans la statistique de Rilliet et Barthez ; 103 garçons pour 67 filles, dans les observations de Comby.

Le froid n'a de valeur aussi que comme cause prédisposante ;
on a beaucoup exagéré son rôle, qui est moins net encore chez
l'enfant que chez l'adulte. Pour cette maladie, comme pour bien
d'autres d'ailleurs, c'est probablement un reste de ce vieux
préjugé populaire qui avait fait du froid la cause de presque
tous les maux. Cependant on trouve « le coup de froid » très
souvent à l'origine des pneumonies primitives, qui constituent
la plus grande partie des pneumonies. Et cette invasion d'emblée constitue encore un signe distinctif entre les deux maladies ; on sait, en effet, que la broncho-pneumonie est le plus
souvent secondaire. Ce n'est pas à dire, toutefois, que la pneumonie ne puisse apparaître, elle aussi, au cours de la convalescence d'une autre maladie générale ou d'une autre affection
des voies respiratoires, et l'enfant, pas plus que l'adulte, ne
sera complètement à l'abri de la pneumonie consécutive à la
grippe, à la coqueluche, à la fièvre typhoïde, à la diphtérie ou
même aux bronchites banales. Mais tandis que les adultes, à la
suite de ces affections, réalisent facilement de la pneumonie,
l'enfant présentera plutôt de la broncho-pneumonie, ainsi que
nous allons d'ailleurs le voir. Cela tient à l'épaisse couche de
tissu conjonctif qui entoure l'alvéole pulmonaire chez l'enfant,
et qui empêche l'infection de se propager par continuité
d'inflammation.

Quant à la cause efficiente de la pneumonie de l'enfant, nous
indiquerons simplement que c'est le pneumocoque de Talamon-
Frœnkel, qu'on le rencontre à peu près constamment, d'après
les recherches de Bezançon et Griffon, dans la salive des
sujets normaux, mais qu'il est bien plus rare dans la bouche
des enfants de moins de deux ans, non encore sevrés.

Nous n'avons pas besoin d'insister sur l'importance de ces
faits, qui sont d'accord avec l'observation clinique.

2ᵉ *Broncho-pneumonie.* — Le nombre des cas de pneumonie
et de broncho-pneumonie que l'on observe aux différents âges

nous paraît dans un rapport à peu près inverse. C'est, en effet, surtout dans la première enfance qu'apparaît cette redoutable affection. De 2 à 5 ans, elle devient de moins en moins fréquente ; elle est rare après cet âge et chez l'adulte, pour reparaître plus tard, vers la vieillesse, où elle sert souvent d'épisode terminal à la plupart des grandes déchéances physiques.

Pourquoi cette prédilection pour l'enfance ? On serait porté tout d'abord à y voir simplement une coïncidence avec la fréquence même des maladies génératrices de la broncho-pneumonie, si souvent observées à cet âge. On ne saurait nier l'importance de ce fait ; toutefois, l'on peut remarquer que la coqueluche, la diphtérie, la rougeole, et même la grippe, s'accompagnent, toutes proportions gardées, moins souvent de broncho-pneumonie chez l'adulte que chez l'enfant. Faudrait-il en chercher l'explication dans une particulière susceptibilité des bronchioles et des alvéoles de l'enfant aux invasions microbiennes ? Le poumon de l'enfant, comme celui du vieillard, est très prédisposé aux congestions, très préparé à l'hypostase; cependant, nous pensons qu'il faut tenir grand compte, à titre de causes prédisposantes, de diverses affections particulières à l'enfance et qui s'accompagnent souvent d'un affaiblissement général ; tel est le rachitisme, qui, par les déformations de la poitrine, ne laisse pas un libre jeu aux organes thoraciques ; telle est l'athrepsie, qui mettra l'enfant à la merci des moindres influences morbigènes ; telles sont les diarrhées chroniques, qui font subir à l'organisme des déperditions considérables ; telle est enfin la dentition, qui n'est pas la moins importante de ces causes, et dont il faut toujours, dans la pathologie de l'enfance, se rappeler le rôle comme élément d'aggravation.

La broncho-pneumonie est donc très fréquente chez l'enfant, et l'opinion de quelques auteurs, comme Valleix, qui croyaient les tout jeunes enfants plus exposés aux pneumonies lobaires qu'aux broncho-pneumonies, s'explique, sans doute, par ce fait que la broncho-pneumonie prend souvent une forme pseudo-lobaire dans les parties inférieures du poumon préparées par le décubitus prolongé, et donne ainsi lieu à des erreurs d'interprétation.

Ces données générales sur la fréquence de la broncho-pneumonie et sur les causes qui nous paraissent l'expliquer permettent déjà de prévoir que cette maladie pourra être primitive chez les enfants mis en réceptivité par l'athrepsie, la dentition et autres affections ou diathèses débilitantes. Mais ces faits ne sont pas les plus fréquents, et, d'ordinaire, la broncho-pneumonie se montre au cours ou pendant la convalescence d'une autre maladie ; comme il est facile de le comprendre, ce sont surtout des maladies à déterminations bronchiques qui ont le fâcheux privilège d'exposer à la broncho-pneumonie. Au premier rang, nous devons citer la rougeole, la coqueluche, le croup, la grippe.

On sait que la rougeole se caractérise au début par un catarrhe des muqueuses, et que la muqueuse de l'arbre bronchique est particulièrement intéréssée. Il n'y a donc rien d'étonnant à ce que la broncho-pneumonie fasse des victimes parmi les petits rougeoleux. Elle peut apparaître à toutes les phases de la maladie ; soit au moment de l'éruption morbilleuse, soit en pleine période d'état, soit à la convalescence, ainsi que nous avons pu le voir chez la malade de notre observation II.

Dans le croup elle existe aussi avec ou sans bronchite pseudo-membraneuse, et l'on fait bien peu d'autopsies d'enfants morts du croup sans trouver des noyaux de broncho-pneumonie ; nous aurons assez dit combien est fréquente et grave la broncho-pneumonie qui complique la coqueluche, quand nous aurons rappelé que les neuf dixièmes des enfants qui succombent à la coqueluche sont emportés par la broncho-pneumonie. La grippe est souvent aussi à l'origine de cette complication chez l'enfant, mais, peut-être, observe-t-on

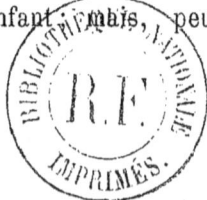

2

cette maladie un peu moins souvent chez l'enfant que chez l'adulte. Il y a encore peu d'années, la trachéotomie tenait une grande place dans l'étiologie de la broncho-pneumonie. Mais, d'une part, la pratique des injections de sérum anti-diphtérique, qui rend moins nécessaires les trachéotomies au cours du croup, d'autre part, la rigoureuse asepsie qui préside, aujourd'hui, à cette opération, ont fait déchoir la trachéotomie du rang qu'elle occupait dans la genèse des bronchopneumonies.

La variole, la scarlatine, la fièvre typhoïde, peuvent présenter la même complication, elle y est cependant moins constante et nous nous contenterons de les citer. Enfin, il n'est pas jusqu'au simple coryza, ainsi que J. Simon en a cité des exemples (*Gaz. des Hôpit.*, 1891), aux rhumes vulgaires qui, chez les jeunes, ne puissent aboutir à la pneumonie.

Toutefois, on a peut-être exagéré le nombre des bronchopneumonies secondaires. On a dit, en effet, qu'elles pouvaient compliquer une simple trachéo-bronchite et l'on ne saurait nier qu'une trachéo-bronchite au début ne puisse, sous l'influence d'une cause aggravante surajoutée, donner lieu à la broncho-pneumonie au bout d'un temps plus ou moins long et même au moment de la convalescence. Mais il est des cas où la broncho-pneumonie peut être diagnostiquée très peu de jours après l'apparition d'une bronchite aiguë, d'une laryngite ou même d'un coryza, dont on a pu suivre la marche dans les conduits respiratoires de moins en moins volumineux. Peut-on dire alors que la bronchite du début offre une différence de nature avec la broncho-pneumonie des jours suivants ? Il nous paraît, au contraire, qu'elle n'en était que le premier stade. On a simplement assisté à l'acheminement des agents infectieux, qui provoquaient sur leur trajet des réactions inflammatoires et catarrhales plus marquées que de coutume et cliniquement appréciables ; on a surpris, à son début, le mode d'apparition de la bronchite capillaire, qui est la phase initiale et obligée de la broncho-pneumonie.

La cause efficiente n'est pas unique comme dans la pneumonie. On peut trouver, en effet, ici, divers microbes, tels que le pneumocoque, le streptocoque, le bacille encapsulé de Friedlander. Un fait intéressant, c'est que dans les maladies telles que la diphtérie, la typhoïde, dont le germe est bien connu, ce microbe n'a jamais été trouvé seul dans les lésions de broncho-pneumonie ; souvent même il n'y était pas représenté. Dans ces cas, la complication semble bien due à une infection, par ces hôtes de la cavité buccale, et la maladie primitive n'agirait que comme cause prédisposante. Ce fait a une importance sur laquelle nous reviendrons à propos de la prophylaxie de la broncho-pneumonie.

Nous ne parlerons pas, ici, du bacille de Koch : les broncho-pneumonies tuberculeuses ont, en effet, une allure clinique bien distincte et bien spéciale, et leur étude doit être faite avec celle de la tuberculose pulmonaire. Nous reviendrons, d'ailleurs, sur cette question quand nous parlerons du diagnostic.

SYMPTOMES

Il est plusieurs symptômes communs à la pneumonie et à la broncho-pneumonie et c'est surtout à leur sujet que nous insisterons un peu. Cependant, nous sommes dans la nécessité, pour éviter la confusion, de décrire séparément l'allure clinique de chacune de ces maladies. Nous passerons rapidement sur les signes depuis longtemps décrits et au sujet desquels nous ne pourrions que répéter ce qu'ont dit tous les auteurs ; nous insisterons un peu plus sur d'autres manifestations qui, pour la plupart, ont sans doute attiré l'attention de certains médecins, mais dont l'importance nous paraît plus grande encore que ne semblent l'indiquer les classiques. Ces symptômes, qui ont trait, pour la plupart, à l'état du cœur, du foie et de l'appareil digestif, sont communs aux deux maladies que nous étudions et cela contribue à l'unité de notre travail. Cependant, pour apporter un peu d'ordre et de clarté, nous sommes dans la nécessité de donner d'abord une rapide description clinique de la pneumonie et de la broncho-pneumonie.

1° *Pneumonie.* — Le début en est toujours brusque, souvent dramatique. Ici, comme dans toute apparition subite d'une fièvre élevée, le malade frissonne, claque des dents, quelquefois pendant plusieurs heures. Toutefois, il semble que le frisson soit moins constant chez l'enfant que chez l'adulte; il manque même assez souvent chez les tout jeunes ; la peau est chaude et sèche, le thermomètre accuse 39°, 40°, ou même davantage ; les joues sont colorées et d'ordinaire l'une des pommettes est plus rouge que l'autre. C'est là un signe sur lequel les anciens cliniciens insistaient volontiers et il n'a rien perdu de son importance aujourd'hui, car il indiquera le plus souvent qu'il y a pneumonie et que la lésion siège du côté injecté. On peut constater ce fait chez la malade qui est l'objet de notre observation I.

Le point de côté ne tarde pas à apparaître ; les enfants âgés de plus de 5 ans le signalent nettement, et d'ordinaire sous le mamelon ; les malades plus jeunes ne l'accusent pas, mais leur dyspnée, le type abdominal que prend leur respiration, disent assez les souffrances que provoquent chez eux les fortes inspirations. Enfin, la toux, les vomissements, les convulsions, peuvent exister dès le début, mais ces signes sont moins constants et nous y reviendrons au sujet de la période suivante.

Etat. — Cette période, qui suit de très près l'invasion de la maladie, se marque par des signes physiques, fonctionnels et généraux.

Les signes physiques sont difficiles à percevoir à cause des faibles dimensions du thorax à examiner et de l'indocilité des jeunes enfants. L'inspection ne révélera guère que l'immobilité relative du thorax ; — une percussion attentive montrera de la matité ou de la submatité, suivant l'étendue ou la superficialité des lésions, — et ces altérations de la sonorité iront avec une exagération des vibrations révélée par la palpation, lorsque, toutefois, les enfants un peu âgés veulent bien parler à haute voix ; — l'auscultation, au début, ne trouvera que de l'obscurité ; plus tard, on entendra du souffle tubaire ; il y a alors hépatisation rouge, à laquelle succède la phase de résolution, qui se traduit par des sous-crépitants. Ces divers signes, nous le répétons, sont de recherche plus délicate chez l'enfant que chez l'adulte ; l'auscultation surtout est malaisée et, dans certains cas, le stéthoscope sera d'un précieux secours.

Signes fonctionnels. — L'expectoration, ne s'observe guère au-dessous de l'âge de 8 à 10 ans environ. Les enfants, en effet, déglutissent leurs crachats, et il faut, quand on veut absolument avoir des produits d'expectoration, les obtenir par le lavage de l'estomac.

Le point de côté est difficile à préciser, car l'enfant ne s'en plaint pas directement, mais il n'en doit pas moins exister si l'on en juge par ses gémissements, surtout à l'occasion des quintes de toux, et par la dyspnée, qui presque toujours est très considérable. La dyspnée, en effet, est, de tous les signes fonctionnels, le plus apparent. Elle se traduit par les battements des ailes du nez, la fréquence des mouvements respiratoires, qui atteignent communément le chiffre de 40 à 60 par minute.

Des phénomènes nerveux accompagnent souvent cet ensemble symptomatique : maux de tête, insomnies, agitation, quelquefois convulsions, d'autrefois abattement, qui peuvent par leur exagération donner lieu aux formes méningitique ou convulsive, sur lesquelles nous n'avons pas à insister. Les urines, rares, foncées, quelquefois albuminuriques, présentent l'habituelle diminution des chlorures, avec augmentation de l'urée ; assez souvent aussi, on trouve de l'urobiline, qui révèle l'atteinte du foie ; ces altérations du foie vont de pair avec l'hypertrophie de la rate et les troubles digestifs, et sont communes à la pneumonie et à la broncho-pneumonie. Nous y reviendrons après avoir étudié cette dernière maladie.

Symptômes généraux. — La fièvre est toujours très élevée ; pour Grisolle, elle serait même plus intense que chez l'adulte, et l'on peut dire, avec M. le professeur Baumel, que, sauf de rares exceptions, une température de 40° apparaissant brusquement chez l'enfant doit faire songer à la pneumonie, à la scarlatine ou à la fièvre intermittente. Elle atteint souvent 41, 42 et même 43°, et, après une évolution d'un septénaire environ, tombe rapidement de plusieurs degrés. Il n'y a rien ici de bien spécial à l'enfant, aussi nous n'insistons pas. Le pouls est fréquent et petit ; il traduit la surcharge du cœur droit et la vacuité du cœur gauche. Et souvent les contractions du cœur diminuent encore d'amplitude au moment de la convalescence ; le pouls est alors petit, irrégulier, peu fréquent ; c'est que le cœur surmené est à bout de forces. Nous verrons ultérieurement quelle est la particulière susceptibilité du cœur chez l'enfant, quelles sont les conséquences et aussi la prophylaxie de son affaiblissement.

2° La *broncho-pneumonie* présente un tableau moins net, une allure moins schématique que la pneumonie. Sa symptomatologie est faite d'une foule de manifestations où sont représentés à peu près tous les éléments de la séméiologie de l'appareil respiratoire.

Le début n'en est jamais aussi subit que dans la pneumonie, et cela s'explique aisément par son apparition au cours ou à la convalescence d'une autre maladie qui, pour un temps, en voilait les symptômes. Nous rappellerons seulement à ce propos les pages où M. Dieulafoy (*Manuel de Pathologie interne*) décrit d'une façon si saisissante l'apparition de la bronchopneumonie consécutivement à la coqueluche, la rougeole, la grippe, la diphtérie. Même dans les cas, plus rares, où cette affection est primitive, elle commence toujours par des symptômes de bronchite peu dramatiques. Mais peu à peu la toux devient plus fréquente, plus pénible, elle peut être sèche et coqueluchoïde comme dans la pneumonie, mais d'ordinaire elle ne tarde guère à devenir humide, et les produits de sécrétion ou d'exsudation qui se forment à l'intérieur du lobule tendent à être éliminés, mais l'enfant au-dessous de 8 à 10 ans, avons-nous dit, ne rejette pas ses crachats, qui, vers la fin de la maladie, peuvent s'accumuler dans les voies respiratoires supérieures, contribuant ainsi pour une large part à la dyspnée et à l'asphyxie.

Cette dypsnée est parmi les symptômes les plus pénibles et les plus fréquents. Elle reconnaît pour cause, outre la suppression fonctionnelle des lobules atteints, l'oblitération des voies respiratoires supérieures par les produits que l'enfant ne peut expectorer. De là l'augmentation du nombre des respirations, qui atteint 60 et 80 à la minute, les battements des ailes du nez, le tirage sus et sous-sternal, et enfin une véritable orthopnée, qui trop souvent aboutit à l'asphyxie.

Les signes physiques sont généralisés aux deux côtés du thorax et à toute la hauteur du poumon ; de plus, ils traduiront à la fois l'envahissement des bronches de tout calibre et l'atteinte des lobules qui, par la confluence plus ou moins parfaite de leurs lésions, pourront donner des signes plus ou moins semblables à ceux de la pneumonie. On voit quelle pourra être la complexité de ces symptômes physiques ; nous allons les indiquer rapidement:

L'inspection indiquera l'état de maigreur et le degré de dyspnée par l'existence et le siège du tirage ; la palpation donnera peu d'enseignements chez l'enfant par la difficulté ou l'impossibilité de le faire parler pour apprécier les vibrations thoraciques ; la percussion est plus utile : elle révèlera en des points variables des zones de submatité ou de matité correspondant aux foyers de lobules congestionnés ou splénisés ; c'est surtout en arrière et à la base qu'il faudra s'attendre à trouver ces signes ; il est des points, surtout en avant, où la sonorité exagérée traduit des lésions d'emphysème, tandis qu'en d'autres régions, le son est normal, parce que les lésions manquent ou sont trop peu prononcées.

Mais l'auscultation est le moyen d'investigation physique le plus précis, et l'on peut dire que tous les signes d'auscultation peuvent exister dans la poitrine d'un broncho-pneumonique, depuis l'obscurité, qui peut, au début, envahir de grandes zones, jusqu'au bruit de tempête, où l'on retrouve les râles de toutes les dimensions et de tous les timbres, suivant l'abondance et le siège des produits de sécrétion ; le souffle tubaire plus ou moins atténué n'est pas rare, surtout dans les formes pseudo-lobaires. Enfin, il est un symptôme que l'on n'a peut-être pas assez présent à la pensée et qui a pu provoquer de graves erreurs de diagnostic, c'est l'existence possible d'un véritable souffle caverneux avec gargouillement, qui fait tout d'abord songer à une caverne tuberculeuse de moyen volume. Ce symptôme est dû simplement à la dilatation localisée des parois bronchiques altérées par l'inflammation et distendues par les efforts de la toux et de la respiration.

Enfin, les symptômes généraux indiquent la haute gravité de la maladie, le visage est pâle et anxieux, quelquefois cyanosé, les yeux excavés. La courbe thermique présente une phase d'ascension qui dure plusieurs jours et aboutit à une période d'état, où les oscillations, assez nettement accusées, peuvent durer plusieurs semaines ; la défervescence se fait en lysis et son échéance est tout à fait incertaine ; l'on voit combien tout ceci diffère de la courbe des pneumoniques. Le pouls est petit, fréquent, et atteint communément 130 à 160. L'auscultation du cœur peut, au début, ne rien révéler d'anormal, mais, après quelques jours, elle permettra bien souvent de percevoir un affaiblissement des bruits. On sait, en effet, que le muscle cardiaque de l'enfant est encore peu énergique et ne peut guère suffire à un surmenage un peu prolongé. Dans le cas qui nous occupe, il a été bien souvent atteint par l'intoxication due à la maladie primitive, et l'on sait combien les fibres du cœur ou le ciment qui les unit sont sensibles aux toxines de la diphtérie, de la grippe, de la typhoïde ; mais, à cette action chimique, vient s'ajouter le surmenage physique qu'entraînent les lésions pulmonaires de pneumonie et de bronchopneumonie. Le ventricule droit surtout lutte contre les difficultés de la circulation pulmonaire, mais il se laisse bientôt dilater et l'auscultation à l'appendice xyphoïde donne au premier temps un souffle d'insuffisance tricuspidienne ; il était très appréciable chez la jeune fille de l'observation I. On voit combien est important l'auscultation du cœur, puisqu'elle sera la source d'une précieuse indication thérapeutique et qu'elle nous expliquera d'autres symptômes dont la fréquence et l'importance ont souvent passé inaperçues. Nous voulons parler du foie cardiaque.

Depuis longtemps on connaît les lésions du cœur consécutives aux lésions du foie, bien que l'intermédiaire entre ces deux manifestations ne soit pas encore très connu ; mais le retentissement inverse du cœur sur le foie trouve une explication beaucoup plus facile dans la disposition anatomique des veines cave et sus-hépatique, et dans le reflux facile du sang dans ces vaisseaux dépourvus de valvules. On sait, en effet, que la dilatation du cœur droit a bientôt pour corollaire la congestion passive du foie, le foie cardiaque, et il est facile d'en saisir la cause.

Mais la dilatation du cœur droit, le plus souvent due à une cardiopathie mitrale mal compensée, peut aussi avoir, pour cause première une maladie chronique ou aiguë des poumons, qui, rétrécissant progressivement ou brusquement l'hématose, augmente la tension sanguine à l'intérieur de l'artère pulmonaire et, par son intermédiaire, dans le ventricule droit ; le résultat sera toujours une dilatation du ventricule droit, une insuffisance fonctionnelle de la valvule tricuspidienne, et, au moment de la systole, un reflux du sang dans l'oreillette droite, la veine cave inférieure et le foie.

La marche rapide de la maladie ne permettra guère à cette asthénie cardiaque d'évoluer vers la stase généralisée, mais le foie, qui est aux portes de l'asystolie, subira, le premier retentissement de l'insuffisance tricuspidienne. Toutes ces manifestations seront surtout accentuées chez l'enfant, puisque c'est principalement chez lui que le cœur est incapable de soutenir un effort par trop prolongé. Aussi, voit-on souvent, si on met son attention à le chercher chez les petits pneumoniques ou broncho-pneumoniques, le foie gros et douloureux, et cet engorgement s'accompagne assez souvent d'ictère ou ou de subictère; les urines, rares, hautes en couleurs, renferment de l'urobiline et quelquefois de l'albumine. L'ictère, quand il se montre, apparaît vers le quatrième ou cinquième jour, et s'il est dû quelquefois à un envahissement microbien des conduits biliaires, il reconnaît souvent pour cause, ainsi que l'indique G. Sée (*Des maladies spécifiques non tuberculeuses du poumon*, p. 203), « une congestion brusque du foie sous l'influence du trouble circulatoire qui résulte de la suppression rapide du champ vasculaire des poumons. De là une exagération de la formation de la bile, et l'explication de ce fait que les selles conservent leur coloration normale ou deviennent elles-mêmes biliaires ». La congestion passive, à laquelle doit s'ajouter souvent un peu de congestion active par propagation de l'inflammation pulmonaire et pleurale voisine, produira donc une pléiocholie qui n'ira guère sans diarrhée et vomissements. Ces deux manifestations, en effet, accompagnent l'évacuation abondante de la bile dans l'intestin, et on les relève assez souvent parmi les symptômes digestifs que présentent les enfants atteints de pneumonie ou de bronchopneumonie. Au reste, il n'est pas rare de trouver dans ces cas, à l'autopsie, un certain degré de catarrhe gastro-duodénal, dû, lui aussi, à ce que la bile est déversée dans l'intestin en quantité considérable et susceptible de provoquer ou d'accentuer les symptômes de vomissement ou de diarrhée.

On voit combien sont importantes ces altérations du foie et combien il est intéressant d'en rechercher l'origine et d'en suivre les conséquences. Ajoutons que cet engorgement hépatique est d'ordinaire passager et qu'il trouve assez souvent un correctif dans la dilatation de la rate, qui est fréquente en pareille circonstance. Nous n'insisterons pas ici sur l'étroitesse des liens pathologiques qui unissent le foie et la rate. Nous rappellerons au sujet de l'anatomie pathologique leurs connexions vasculaires. Disons simplement que, dans le cas qui nous occupe, comme dans bien d'autres maladies du foie, on observe une splénomégalie qui semble détourner vers elle l'afflux sanguin qui irait vers le foie. Nous y reviendrons au chapitre suivant.

Qu'on nous permette simplement d'insister, en terminant ces considérations au sujet du rôle du foie, sur la fréquence de la diarrhée et des troubles digestifs chez l'enfant atteint de pneumonie ou de broncho-pneumonie, fréquence que l'on ne retrouve pas chez l'adulte, et qui sera encore exagérée si la maladie a apparu au moment de la dentition, période pendant laquelle les selles sont souvent diarrhéiques.

ÉVOLUTION

La marche de la pneumonie est essentiellement cyclique ; la durée de la période d'état ne dépasse guère six à sept jours et semble encore plus courte que chez l'adulte ; nous n'insisterons pas sur ces points, pas plus que sur les formes typhoïde, éclamptique, méningée, que décrivent la plupart des auteurs. Notre but, en effet, n'est pas de faire une revue générale complète, mais d'attirer l'attention sur quelques points particuliers.

La broncho-pneumonie a une évolution beaucoup plus prolongée, et si chacun des symptômes peut y être plus inquiétant, il n'acquiert cette gravité que par degrés ; car la maladie, dans son ensemble, au lieu d'atteindre d'emblée, comme la pneumonie, un fastigium où elle se maintient uniformément tant que dure la période d'état, procède ici par étapes, avec de brusques recrudescences, qui traduisent le nouvel envahissement d'un certain nombre de lobules pulmonaires, c'est ce qui a fait justement comparer cette maladie à un incendie mal éteint.

Trop souvent, cette marche évolue vers un dénouement fatal qui peut encore être hâté par des complications qu'il nous reste à envisager.

COMPLICATIONS

Nous laisserons de côté les manifestations hépatiques, dont nous avons déjà parlé. Nous les avons considérées comme assez fréquentes et assez importantes pour prendre place au chapitre des symptômes, et nous n'y reviendrons pas.

Mais la pneumonie surtout est fertile en complications qui viennent changer l'allure clinique de la maladie et modifier son pronostic. Au premier rang, il faut citer la pleurésie. Il est infiniment rare, en effet, que la pneumonie ne s'accompagne pas d'un certain degré de pleurésie sèche ; pour peu que le foyer de pneumonie soit superficiel, le dépoli de la plèvre est à peu près fatal, mais cet exsudat à la surface de la séreuse est souvent assez peu abondant pour que l'auscultation attentive le révèle à peine ; d'autres fois, au contraire, c'est une vraie pleurésie avec épanchement, qui évoluera pour son compte après guérison de la pneumonie. Ces pleurésies métapneumoniques sont fréquentes chez l'enfant ; elles sont d'ordinaire enkystées et ont tendance à se terminer spontanément par vomique.

Une complication autrement grave est l'envahissement du poumon par la tuberculose. La tuberculose pulmonaire n'a pas son siège presque exclusif au sommet, comme chez l'adulte, aussi, peut-on la voir succéder immédiatement à la bronchopneumonie ou à la pneumonie, quel que soit le siège primitif de ces maladies. Elle pourra affecter la forme de tuberculose pulmonaire chronique ou de broncho-pneumonie tuberculeuse. Cette complication est de la plus haute gravité et le médecin devra toujours s'enquérir des antécédents héréditaires et personnels de son petit malade, afin de prévoir et de prévenir, autant qu'il le pourra, l'envahissement du bacille de Koch.

Plus fréquente encore est l'adénopathie trachéo-bronchique, dont l'agent responsable est tantôt le bacille de Koch, tantôt le microbe de la pneumonie ou de la broncho-pneumonie.

Les complications cardiaques ne nous arrêteront guère après ce que nous avons dit du cœur de l'enfant dans le chapitre de la symptomatologie. Nous rappellerons que l'asthénie cardiaque y est fréquente et peut aller jusqu'à la syncope mortelle.

Les altérations organiques du cœur sont rares, bien que l'on ait signalé l'endocardite végétante ou nécrosique pendant la convalescence.

La péritonite, qui est fort exceptionnelle chez l'adulte, n'est pas rare chez l'enfant après la pneumonie ; mais elle est, parmi les infections péritonéales, une des plus bénignes.

Nous ne saurions en dire autant de la méningite à pneumocoques, à peu près toujours mortelle. Elle survient d'ordinaire au moment de la convalescence et peut être consécutive à une otite moyenne à pneumocoques.

Enfin, nous signalerons les arthrites à pneumocoques, qui se révèlent de plus en plus fréquentes à mesure que l'on étudie mieux la bactériologie des inflammations articulaires et dont le pronostic est relativement bénin.

PRONOSTIC

Il diffère essentiellement suivant qu'on a affaire à la pneumonie ou à la broncho-pneumonie.

Pour ce qui est de la pneumonie, la plupart des statistiques donnent des résultats très rassurants, tout au moins quand elle est primitive et unilatérale ; elles accusent en moyenne une mortalité de 1 à 4 pour 100. Nous indiquerons comme éléments d'aggravation : la grande étendue de la zone envahie, la généralisation aux deux poumons. Quant à la localisation au sommet, il semble que ce soit là une circonstance moins fâcheuse chez l'enfant que chez l'adulte. Toutefois, le pronostic devra être très réservé quand la fièvre restera très élevée pendant plus de 7 à 8 jours et aussi quand la dyspnée deviendra excessive.

La broncho-pneumonie est infiniment plus meurtrière, et l'évaluation de son pronostic sera basé sur quelques considérations fort importantes. L'âge de l'enfant d'abord sera mis en ligne de compte, et l'on peut dire que la maladie est d'autant plus grave que le malade est plus jeune ; beaucoup d'auteurs considèrent qu'elle est toujours mortelle au-dessous de 3 mois. La nature de la maladie primitive qu'elle est venue compliquer influe aussi beaucoup sur le pronostic de la broncho-pneumonie ; c'est ainsi qu'elle est à peu près toujours mortelle après le croup, la rougeole ou la coqueluche. Certains symptômes généraux tels que l'arythmie et l'inégalité du pouls, la cyanose de la face et des extrémités, la disparition de la toux, feront prévoir au médecin que la mort est proche. Même dans les cas où la broncho-pneumonie guérit, la convalescence est longue, mérite une surveillance attentive pour éviter les complications de tuberculose dont nous avons déjà parlé.

ANATOMIE PATHOLOGIQUE

L'anatomie pathologique de la pneumonie présente peu de particularités chez l'enfant. Ici, comme chez l'adulte, on observe suivant l'ancienneté de la maladie, des lésions d'engouement avec coloration violacée du poumon et augmentation de sa densité, des lésions d'hépatisation rouge, de teinte rouge foncé, de consistance ferme et pouvant aboutir au 3e stade, celui d'hépatisation grise avec friabilité du parenchyme. L'énorme congestion du poumon, le passage de fibrine avec globules blancs et globules rouges à l'intérieur des alvéoles, la présence de grosses cellules migratrices pouvant devenir globules de pus, sont les caractéristiques microscopiques de chacune de ces trois périodes. Nous les indiquerons simplement, car, à les décrire, nous ne ferions que répéter ce qui est dit partout au sujet de la pneumonie.

Notons cependant que le stade d'hépatisation grise est beaucoup moins fréquent chez l'enfant que chez l'adulte, sans doute à cause de la bénignité de la pneumonie dans le bas âge. L'abcès du poumon qui, même chez l'adulte, est plus souvent le résultat de la broncho-pneumonie que de la pneumonie, est tout à fait exceptionnel chez l'enfant. Mais, en revanche, il nous a paru, d'après les observations que nous avons pu lire, que les lésions pleurales y sont plus communes, et cette prédilection du pneumocoque pour la plèvre de l'enfant est bien en rapport avec la fréquence des pleurésies purulentes à pneumocoque chez l'enfant. Souvent la pleurésie reste sèche, mais, déjà sous cette forme, elle nous explique l'exagération du point de côté, la dyspnée excessive qui accompagne certaines pneumonies de l'enfant.

Le diaphragme, en effet, ne peut que souffrir de cette inflammation de voisinage et réagir par une gêne fonctionnelle souvent considérable.

Mais la propagation inflammatoire ne se borne pas toujours à la plèvre. On sait, en effet, que le diaphragme, loin d'être une infranchissable barrière entre les deux cavités thoracique et abdominale, présente des solutions de continuité (les divers hiatus, que l'on trouve surtout à sa partie postérieure) et des orifices microscopiques (les puits lymphatiques de Ranvier) offrant toutes les facilités pour établir des connexions pathologiques entre les deux séreuses pleurale et péritonéale qui tapissent ses deux faces. Aussi, pourra-t-on voir dans certains cas des lésions de périhépatite qu'expliqueront des lésions inflammatoires propagées de proche en proche. Quant au siège de la pneumonie, aucune région du poumon n'est à l'abri ; mais chez l'enfant la localisation au sommet et surtout au sommet droit est plus fréquente que chez l'adulte. Nous ne rapporterons pas les différentes statistiques de Damaschino, de Verliac, de Rilliet et Barthez, de Comby ; l'impression qui s'en dégage, c'est que le sommet est pris dans un peu plus de la moitié des cas. Peut-être ce fait contribue-t-il à expliquer la tuberculisation relativement fréquente de l'enfant après la pneumonie.

La *broncho-pneumonie* présente des lésions dont la complexité répond bien à la multiplicité des symptômes. Nous les résumerons brièvement. Elles intéressent les bronches et le parenchyme pulmonaire. Les bronches, qui ont été le point de départ du mal, présentent souvent des altérations anciennes et importantes puisqu'on les observe dans toute leur longueur et sur tous leurs éléments constituants. La muqueuse, congestionnée, épaissie et desquamée, peut présenter de véritables ulcérations. La destruction possible des éléments musculaire et cartilagineux de leur paroi aura pour conséquence une augmentation de leur calibre et la production de dilatations bronchiques. Ces dilatations, fort importantes puisqu'elles créent, au point de vue symptomatique, de grandes difficultés d'interprétation, peuvent atteindre un et même deux centimètres de diamètre ; elles sont de forme cylindrique, siègent surtout vers la base du poumon et en arrière et renferment un muco-pus épais, jaunâtre, semblable à celui que l'on peut trouver dans toutes les autres parties de l'arbre bronchique. Ajoutons que ces dilatations bronchiques sont d'ordinaire passagères, mais ont pu servir de stade initial à des dilatations permanentes semblables à celles que produit la bronchite chronique. Les lésions bronchiques atteignent les plus fines divisions de l'arbre respiratoire et, par continuité, propagent le mal jusqu'aux alvéoles pulmonaires, où nous trouvons les altérations de la pneumonie lobulaire.

L'unité anatomo-pathologique est ici le lobule pulmonaire qui forme un noyau avec deux zones bien souvent décrites après Charcot : l'une, centrale, c'est le nodule péribronchique avec des lésions inflammatoires violentes, assez comparables à celles de l'hépatisation rouge ; l'autre, périphérique, c'est la zone de splénisation dans laquelle les cellules épithéliales surtout intéressées se multiplient et se desquament. Ces altérations peuvent aboutir à la suppuration, à la formation d'abcès péribronchiques, mais ce sont là des formes graves, où la mort arrive d'ordinaire avant que se soient produites ces collections purulentes.

Ces altérations, qui sont toujours généralisées aux deux poumons, bien qu'elles prédominent d'ordinaire d'un côté, s'observent surtout aux deux bases. Le nombre des lobules envahis dans les poussées successives est fort variable et peut être assez grand pour créer une véritable confluence dans la distribution des lésions ; ainsi est réalisé le type pseudo-lobaire opposé à la broncho-pneumonie disséminée, où les lobules envahis restent séparés les uns des autres par des intervalles de tissu sain.

Ajoutons que la forme pseudo-lobaire est particulièrement fréquente dans le jeune âge et que ce fait trouve son explication dans la tendance que présente le poumon de l'enfant à la congestion hypostatique des bases sous l'influence d'un décubitus prolongé.

Les lobules voisins, même lorsqu'ils ne sont pas le siège de lésions inflammatoires aussi violentes, peuvent présenter des altérations qu'expliquent surtout des causes mécaniques : ces lésions sont l'atélectasie et l'emphysème. Dans la première, le tissu pulmonaire congestionné est souple, mais revenu sur lui-même, affaissé et privé d'air ; il est pourtant perméable par l'insufflation. Ces points peuvent prendre une consistance plus dense et réaliser ainsi la carnisation.

La résorption de l'air dans les alvéoles dont l'orifice bronchique est obstrué, jointe à la congestion de ces parties, suffit à expliquer ces lésions. L'emphysème est dû ici aux efforts violents qu'engendrent la toux et la dyspnée.

Il est rare que la plèvre ne participe pas à ce processus inflammatoire des lobules pulmonaires sous-jacents. Aussi la pleurésie sèche avec fausses membranes plus ou moins épaisses, l'épanchement purulent, sont-ils le fait habituel de la broncho-pneumonie et ajoutent-ils encore à la dypsnée de l'enfant. Mais l'autopsie révèle en d'autres points de l'organisme des lésions intéressantes et que nous faisait prévoir l'étude symptomatique. Pour peu que la maladie se soit prolongée, le cœur est flasque, pâle, dilaté ; ses parois s'affaissent quand on a vidé les cavités des caillots fibrineux qui les remplissaient ; la consistance ferme de sa musculature a disparu, et bien souvent, l'épreuve de l'eau révèle une insuffisance fonctionnelle de la valvule tricuspide par écartement de ses points d'insertion. Le foie est volumineux, brun foncé, surtout dans ses portions périphériques ; sa consistance est d'ordinaire peu diminuée, et, à la coupe, le sang que renfermaient les veines sus-hépatiques s'échappe abondamment. Ce sont les lésions du foie muscade mou ; la bile que renferment les canaux propres est abondante, visqueuse et de coloration très foncée.

La rate est à peu près toujours augmentée de volume et c'est là un fait trop souvent négligé dans les explorations cliniques et nécropsiques. Autant cette intumescence de la rate est rare chez le vieillard, autant elle est fréquente chez l'enfant, surtout dans la pneumonie, Bezançon a bien indiqué comment cet organe devient le point de départ des leucocytes polynucléaires qui iront accomplir leur œuvre de phagocytose dans les points envahis. Mais cette hypertrophie s'explique encore par les rapports anatomiques et physiologiques qui unisssent le foie et la rate. Les altérations hépatiques s'accompagnent très souvent de splénomégalie. Si l'on se rappelle que le tronc cœliaque envoie la plus grande partie du sang qu'il charrie à la rate et au foie, et que la veine porte transporte dans le foie le sang venu de la rate, on verra qu'il existe entre ces deux viscères d'intéressantes connexions vasculaires qui les rendront solidaires devant la congestion.

Aussi, une augmentation de volume de la rate est-elle presque toujours la conséquence d'un grand afflux sanguin du côté du foie, et c'est là un fait heureux, car la rate détournera de son côté une partie du sang ; elle fera ainsi, en quelque sorte, l'office d'une ventouse, ainsi que l'a développé devant nous M. le professeur Baumel, et le foie sera soulagé d'autant.

DIAGNOSTIC

Le diagnostic de la pneumonie ou de la broncho-pneumonie, qui se pose si souvent chez l'enfant, présente, à cet âge, de sérieuses difficultés. Il est facile de s'en convaincre, si l'on songe que l'enfant ne crache pas, que l'on est à peu près sans renseignements sur l'existence et le siège de la douleur et sur les signes subjectifs d'une façon générale. On devra s'en rapporter aux seuls signes physiques, et encore les faibles dimensions de la poitrine, avec l'épaisseur relative de ses parois, l'impossibilité de faire à volonté tousser ou parler le petit malade, rendront incomplets les résultats que pourrait fournir l'exploration physique. Aussi a-t-on longtemps confondu dans une même description ce qu'on appelait les pneumonies lobaire et lobulaire, entre lesquelles on ne voyait que de très faibles différences ; elles nous paraissent cependant aujourd'hui présenter une étiologie et des symptômes bien distincts. Nous commencerons donc par indiquer les différences qui séparent l'une de l'autre les deux maladies que nous étudions ici. Nous montrerons ensuite comment chacune d'elles peut être distinguée des affections voisines.

La *pneumonie franche* ne peut guère être confondue avec la *broncho-pneumonie*. L'étude des symptômes, les renseignements étiologiques, sont assez différents dans l'une et l'autre maladie pour éviter cette erreur. La pneumonie apparaît d'ordinaire d'emblée, et se rencontre d'autant plus souvent qu'on a affaire à des enfants d'un âge plus avancé ; la broncho-pneumonie, au contraire, est presque toujours secondaire ; il faudra la redouter, la prévoir, dans la rougeole, le croup, la coqueluche, la grippe.

La première a une invasion soudaine, une ascension thermique brusque et très accentuée ; la seconde s'affirme progressivement ; l'élévation de sa température n'atteint son maximum que par des oscillations irrégulières. Les signes de la pneumonie sont localisés en une région limitée, au sommet le plus souvent, produisant la congestion, la densification de ce point ; les manifestations de la broncho-pneumonie, plus généralisées, prédominent volontiers à la base, indiquent des lésions d'hépatisation disséminées, auxquelles s'ajoutent des phénomènes bronchitiques. La durée cyclique de la pneumonie diffère de l'évolution lente de la broncho-pneumonie ; enfin, la gravité du pronostic de cette dernière n'est pas comparable à la bénignité relative de la pneumonie.

Tous ces éléments suffiront bien, nous semble-t-il, pour éviter, dans la grande majorité des cas, toute confusion entre la pneumonie lobaire franche et la broncho-pneumonie. Mais il est d'autres affections qui peuvent ressembler à l'une ou à l'autre de ces deux maladies.

Chaque fois qu'un petit malade présente une ascension brusque de température à 40° ou plus, il faudra penser à la pneumonie, à la scarlatine ou à la fièvre intermittente.

La *scarlatine* sera éliminée par l'existence de l'angine avec gonflement et souvent dépôts pultacés et par l'éruption, avec ses caractères et son siège bien spéciaux.

La *fièvre intermittente paludéenne* présentera, au bout de quelques heures, une rémission accentuée, que l'on n'observe pas dans la pneumonie. Enfin, si l'on observe de la rougeur d'une des pommettes, le diagnostic sera définitivement tranché en faveur de la pneumonie.

Mais le début de quelques autres maladies peut en imposer pour une broncho-pneumonie dans laquelle la profondeur des lésions dissimulerait encore les symptômes locaux.

La *grippe*, elle, s'annonce d'ordinaire de façon moins bruyante ;
la *fièvre typhoïde* a pour elle le séro-diagnostic de Widal ; la
méningite s'accompagne de constipation, et la température en
est moins élevée.

Il faut reconnaître, toutefois, que ces diagnostics du début
sont fort délicats et que le médecin devra, bien souvent,
attendre un jour ou deux la révélation des symptômes locaux.

La *congestion pulmonaire simple*, dont le rôle, d'ailleurs, est
si important au cours de la pneumonie, peut donner lieu à des
hésitations de diagnostic, mais sa durée n'excède guère 3 à
4 jours ; l'ascension thermique est ordinairement moins haute
et l'on ne pourrait jamais la confondre qu'avec une pneumonie
qui ne dépasserait pas la phase d'engouement.

La *pleurésie avec épanchement* s'accompagne bien de dyspnée, de matité, de souffle, d'obscurité respiratoire comme la
pneumonie au début, et l'abolition des vibrations pourra être
difficile à mettre en lumière chez un enfant qui ne parle pas,
mais l'invasion en est moins subite, la fièvre moins élevée,
enfin, la *spléno-pneumonie* peut aussi donner lieu à un diagnostic différentiel difficile, bien que l'existence d'un souffle pleu-
rétique, l'abolition des vibrations, la lenteur de la marche, lui
donnent des ressemblances surtout avec la pleurésie séro-
fibrineuse.

Le *diagnostic de la broncho-pneumonie* se fera surtout par la
brusque et considérable élévation de température apparaissant
d'ordinaire au cours d'une maladie à détermination respiratoire, avec dyspnée intense et aggravation de l'état général ;
mais, dans certains cas, la limite ne sera pas bien précise
entre une broncho-pneumonie au début et une *bronchite aiguë*
un peu intense. On se fondera, pour admettre cette dernière
hypothèse, sur la conservation de l'état général, la moindre
élévation de la température et l'absence de dyspnée inquiétante.
Le diagnostic sera plus malaisé si à la bronchite s'ajoute de
la congestion pulmonaire ; mais, même dans ce cas, l'allure est

moins dramatique et la durée plus courte ; d'ailleurs, la congestion pulmonaire de l'enfant est d'ordinaire unilatérale. Dans les cas où la dyspnée est excessive, il pourra être difficile, au premier abord d'éloigner l'hypothèse de *diphtérie laryngée*, d'autant plus que les deux affections sont souvent concomitantes ; cependant, dans le croup, la voix et la toux sont plus enrouées et le tirage plus net. Enfin, il est des broncho-pneumonies à évolution subaiguë qui s'accompagnent d'un état général grave et peuvent faire songer à la tuberculose pulmonaire. C'est là un diagnostic souvent difficile et toujours important.

On comprend combien sera utile en pareil cas la recherche de l'hérédité, des antécédents personnels, des autres localisations tuberculeuses. Deux circonstances surtout rendront le diagnostic difficile. C'est d'abord le cas où la broncho-pneumonie banale s'accompagne de dilatation bronchique, ainsi que nous l'avons indiqué au sujet de l'anatomie pathologique et des symptômes ; les signes d'auscultation peuvent alors en imposer complètement pour une tuberculose pulmonaire avec cavernes de moyen volume ramollies ; et le siège au sommet ou à la base aura peu d'importance pour trancher la difficulté, car on sait que, chez l'enfant, tout au moins au-dessous de 5 ans, la tuberculose pulmonaire ne se localise pas plus particulièrement au sommet. C'est alors la durée de la maladie, la déchéance lente et progressive de l'état général, l'examen des crachats, qui feront le diagnostic.

Le deuxième ordre de faits où le clinicien pourra rester hésitant entre broncho-pneumonie et tuberculose pulmonaire, c'est le cas où il existe une broncho-pneumonie tuberculeuse semblable à la broncho-pneumonie banale. Cependant, dans la broncho-pneumonie-tuberculeuse qui est dûe à la dissémination des tubercules miliaires dans toute l'étendue du poumon, le début est plus insidieux et la réaction de l'organisme beaucoup moindre, ainsi que l'établit Hutinel (*Gaz des Hôpit.* 30 janvier 1890) ; la dyspnée, la cyanose qui peuvent être très mar-

quée, sont peu en rapport avec les phénomènes d'auscultation
et de percussion toujours assez discrets, la température est
moins élevée, mais les oscillations beaucoup plus marquées ;
la maladie dure un mois, quelquefois deux, pendant lesquels
le malade s'affaiblit et s'achemine vers la cachexie. Enfin la
mort est la terminaison constante de la broncho-pneunomie
tuberculeuse, tandis que la guérison n'est pas très rare dans la
broncho-pneumonie simple, quelle que soit la haute gravité de
son pronostic.

Tels sont les termes principaux du diagnostic de la pneumonie et de la broncho-pneumonie de l'enfant et les affections
avec lesquelles il importera le plus de les différencier: On
voit l'importance de ce chapitre et les difficultés avec lesquelles
le médecin se trouvera aux prises. Cependant, il importe de
de bien assurer son diagnostic afin de bien poser les indications
du traitement, que nous allons maintenant envisager.

TRAITEMENT

La fréquence de la broncho-pneumonie et l'origine presque toujours secondaire de cette maladie peuvent, dans bien des cas, faire prévoir son invasion ; le médecin devra donc mettre tout en œuvre pour essayer d'en prévenir l'apparition ; c'est dire l'urgence d'un traitement prophylactique, tout au moins vis-à-vis de la broncho-pneumonie. Quant à la pneumonie, son début est plus subit, plus imprévu, aussi la prophylaxie est-elle moins précise à son endroit. Toutefois, comme elle peut apparaître un peu dans les mêmes circonstances, elle bénéficiera des précautions que l'on doit diriger contre la broncho-pneumonie, et que nous allons rapidement passer en revue.

A) Prophylaxie.— Il est des affections du jeune âge, telles que la bronchite aiguë, certaines formes de coqueluche, de rougeole ou de grippe, où l'allure clinique semble trop bénigne pour exiger une thérapeutique bien énergique ou des soins très attentifs. Et cependant, les différentes maladies que nous venons d'indiquer devront être, pour le médecin, l'objet d'une surveillance constante, non pas tant pour hâter la guérison d'un mal peu inquiétant par lui-même que pour éloigner la terrible complication de bronchite-capillaire et de broncho-pneumonie.

C'est pourquoi le petit malade devra rigoureusement garder la chambre, sinon le lit, porter des vêtements chauds et rester à l'abri de tous les brusques changements de température.

Toutefois, l'air sera renouvelé, l'été en ouvrant les fenêtres, l'hiver en entretenant du feu dans la cheminée ; on élèvera un peu la tête avec un coussin un peu dur pour faciliter les mouvements de la poitrine ; enfin, surtout s'il s'agit d'un tout jeune enfant, on évitera le décubitus dorsal prolongé qui, à cet âge, est souvent une cause suffisante de congestion hypostatique ; pour cela, on aura soin de le porter de temps en temps dans la position verticale, après l'avoir enveloppé d'épaisses couvertures. Mais il est une précaution plus importante encore et qui est un corollaire de ce que nous avons dit au sujet de la pneumonie et de la broncho-pneumonie. Nous savons, en effet, que les microbes responsables en sont toujours des habitués des cavités digestives ou respiratoires supérieures. Il sera donc très important de pratiquer de grands lavages de la bouche, de la gorge, des fosses nasales. On emploiera l'eau boriquée ou tout autre antiseptique faible pour faire des gargarismes, pour pratiquer des lavages des fosses nasales ; les pulvérisations, les instillations, seront employées dans le même but et, moyennant ces précautions, on pourra espérer avoir réalisé une suffisante prophylaxie de la pneumonie ou de la bronchopneumonie chez le malade déjà atteint d'une des maladies qui en sont souvent la cause occasionnelle. Mais il faut encore prévenir ces maladies chez les autres, chez ceux notamment qui font déjà de la grippe, de la rougeole, etc., et qui, de ce fait, acquièrent des titres aux complications que nous étudions ; aussi les précautions auxquelles nous faisons allusion ont-elles surtout de l'importance dans les hôpitaux d'enfants, où l'on devra pratiquer l'isolement avec une grande rigueur, disposer des pavillons, des chambres où chaque pneumonique ou broncho-pneumonique puisse être immédiatement isolé des autres, et où les mesures d'antisepsie rigoureuse seront en rigueur. Les cas de contagion, d'épidémie, que l'on observe encore dans les hôpitaux encombrés, les statistiques favorables que fournissent les établissements d'organisation récente,

indiquent assez l'importance des mesures que nous rappelons
ici.

B) TRAITEMENT CURATIF. — Nous réunirons aussi en un
même chapitre la thérapeutique qui nous paraît devoir être
dirigée contre la broncho-pneumonie ou la pneumonie, une
fois qu'elles sont installées. Elle relève en effet sensiblement
des mêmes indications pour les deux maladies, et nous croyons
pouvoir les résumer ainsi : décongestionner le poumon ; —
faciliter l'expectoration ; — soutenir le cœur ; — fortifier l'é-
tat général ; — traiter les symptômes. Enfin, l'hygiène à observer
trouvera sa place au sujet de la convalescence.

1° *Décongestionner le poumon.* — C'est bien là, semble-t-il,
l'indication la plus importante, ou tout au moins la plus logi-
que ; et c'est le but qu'ont poursuivi tous les cliniciens. Mais
on a employé pour l'atteindre des moyens très divers, souvent excessifs, quelquefois dangereux, et il est peu de maladies dont le traitement ait subi d'aussi complets revirements.

De tous les procédés dirigés contre l'inflammation du poumon, il n'en est pas qui ait été aussi généralisé que le vésicatoire, depuis que Barthez surtout le préconise dans la broncho-pneumonie. On lui a successivement attribué tout les bien-
faits et reproché tous les désastres ; il semble bien qu'il y ait
de l'exagération dans les deux opinions, mais surtout dans les
éloges qu'on en a faits. Le vésicatoire crée une plaie qui, surtout chez l'enfant, peut devenir l'origine de complications graves, telles que l'érysipèle, la gangrène, la diphtérie, et qui ren-
dra fort malaisé le meilleur moyen d'investigation clinique,
l'auscultation ; il est un danger pour le rein et la vessie et peut, à
la période d'état, exagérer encore l'ascension thermique. Voilà
déjà bien des griefs contre lui, et Trousseau déjà l'avait con-
damné « parce que, au plus fort de la maladie, il peut ajouter à
une excitation fébrile et qu'à une époque plus avancée, il devient
inutile » (*Clinique de l'Hôtel-Dieu de Paris*, t., I. p. 883).

Cependant, peut-être ce jugement est-il un peu sévère ; son action dérivative, en effet, paraît hors de doute et l'application judicieuse d'un vésicatoire peut encore rendre des services quand les lésions se prolongent, et lorsque, après la défervescence, les symptômes tardent à disparaître. On s'assurera, dans ce cas, de l'intégrité des reins et de la vessie ; l'asepsie la plus rigoureuse présidera à son application et aux pansements, et il ne sera pas rare dans ces circonstances d'observer rapidement une notable amélioration.

La saignée générale n'est plus employée aujourd'hui. Tout au plus, chez les enfants vigoureux de 8 à 10 ans au moins, pourra-t-on appliquer quelques ventouses scarifiées, qui feront cesser une dyspnée subite. un point de côté violent : encore faudra-t-il se contenter d'enlever 60 à 80 grammes. Le malade n'aura pas trop en effet de toutes ses forces, de tout son sang, pour triompher de la gêne respiratoire, de l'intoxication générale auxquels il va être en proie. Et c'est là la raison qui nous fait proscrire, avec notre maître, M. le professeur Baumel, les antimoniaux, et en particulier le tartre stibié.

L'on sait quel succès fut fait à l'émétique depuis que Rasori l'adopta comme traitement presque exclusif de la bronchopneumonie, et le but qu'il poursuivait en donnant ce médicament est précisément le motif qui nous le fait rejeter aujourd'hui. Supposant que l'état de maladie était dû à la prédominance du stimulus sur le contre-stimulus, il donnait l'émétique afin de vaincre cette sorte d'éréthisme vital, afin de supprimer cette « diathèse de stimulus », et de rétablir l'équilibre nécessaire au bon fonctionnement de l'organisme. Aussi donnait-il ce médicament à des doses que l'on n'oserait employer de nos jours et qui atteignaient 4,8 et même 12 grammes par jour chez l'adulte ; encore faisait-il, quelquefois, précéder cette médication d'une saignée. Quelqu'exagérée que nous paraisse cette pratique en parfaite opposition avec nos idées actuelles, elle fut suivie par bien des médecins et dut faire un bon nombre de victimes ; encore aujourd'hui, elle a laissé des traces dans beaucoup d'esprits ; aussi n'apporte-t-on pas toujours assez de circonspection dans l'emploi d'un médicament dont on oublie trop les propriétés contro-stimulantes.

On sait cependant bien aujourd'hui combien est dépressive l'action des antimoniaux, dont l'action s'exerce à la fois sur le cœur, sur les centres nerveux et sur les muscles. G. Sée a montré que, après injection de tartre stibié sous la peau, « la force du cœur et de la pression intra-vasculaire diminuent d'une manière immédiate et très marquée; le nombre de pulsations, après une légère augmentation, s'abaisse d'une façon continue; finalement, les contractions du cœur deviennent irrégulières et le cœur, lorsque la dose est toxique, s'arrête en diastole ». Cela correspond bien au ralentissement et à la petitesse du pouls que l'on note chez l'homme après des prises un peu massives de tartre stibié.

Le mécanisme interne de cet effet est encore assez peu éclairci ; toutefois, il semble que le tartre stibié agit directement sur les ganglions intrinsèques du cœur ; on a même dit qu'il pouvait altérer la fibre musculaire, soit en déterminant une dégénérescence graisseuse, soit en faisant disparaître le ciment inter-cellulaire ; tous les muscles de l'organisme, en effet, présentent, sous l'influence du tartre stibié, une considérable diminution d'énergie, et les animaux même vigoureux sont frappés de prostration. Enfin, le système nerveux est atteint dans son pouvoir excito-réflexe ; on a pu le constater chez les animaux à sang froid, et l'on explique ainsi la disparition de l'effet vomitif sous l'influence des hautes doses de tartre stibié.

Les phénomènes que nous venons d'indiquer et qui sont fournis par l'observation expérimentale de clinique suffisent, pensons-nous, pour mettre en garde contre les dangers du « choléra stibié » suivant l'expression de G. Sée. Nos petits malades auront déjà bien assez de peine à faire leur convalescence, à recouvrer leurs forces, pour que nous ne leur donnions pas un médicament susceptible de les acheminer vers le collapsus cardiaque.

Mais les antimoniaux trouvent encore une autre contre-indication dans l'état du tube digestif. La pneumonie et la bronchopneumonie, en effet, s'accompagnent presque toujours de diarrhée, de vomissements dus à la sécrétion exagérée de bile, et s'il ne faut pas combattre trop directement ces manifestations du foie cardiaque, il faut se garder aussi de les exagérer par le tartre stibié. Ce médicament, en effet, possède sur les muqueuses digestives une action qui peut aller depuis la simple desquamation épithéliale jusqu'à la véritable fistulisation.

Serons-nous cependant complètement désarmés contre la congestion des poumons ? On emploiera des moyens moins violents que les précédents, et dont le malade retirera souvent le plus grand bénéfice. C'est ainsi que l'application de quelques ventouses sèches sur la poitrine aura le triple avantage de décongestionner les portions sous-jacentes, de faciliter la respiration et de calmer la douleur. Les cataplasmes sinapisés, le coton iodé, appliqués sur la poitrine feront aussi une révulsion salutaire. Enfin les compresses mouillées avec de l'eau froide, recouvertes d'un imperméable et renouvelées toutes les deux heures, ont trouvé de chauds partisans avec Wiss, Bartels, Comby, Legendre, Hayem. Malheureusement, en clientèle, on aura autant de peine à faire accepter cette pratique qu'à repousser le vésicatoire.

La deuxième indication que nous avons à envisager, *faciliter l'expectoration*, présente une haute importance ; malheureusement, les moyens de la remplir restent souvent inefficaces, quand ils ne sont pas dangereux. En effet, on a longtemps employé les antimoniaux pour atteindre ce but, et leur utilité est encore réelle chez les adultes robustes, au début d'une pneumonie ; mais, chez les enfants, il nous paraît qu'on en a fait justice et qu'ils doivent être proscrits, même à faible dose. En est-il de même de l'ipéca et ne sera-t-il pas permis de donner de l'infusion seule ou mieux associée à du sirop d'ipéca et à la dose de 5 à 10 centigrammes par année d'âge ? Les inconvénients de l'ipéca sont, quoique à un moindre degré, de même nature que ceux du tartre stibié ; aussi, devra-t-on s'en abstenir dans presque tous les cas, au moins chez les enfants de moins de dix ans ou déjà affaiblis. Il provoque du catarrhe gastro-intestinal, dont l'effet pourra être des plus fâcheux chez un petit malade atteint de diarrhée. Aussi, devra-t-on avoir recours de préférence à d'autres médicaments, tels que le benzoate de soude ou l'acétate d'ammoniaque. A une action très réelle sur la muqueuse bronchique, qui est leur voie d'élimination principale, ils joignent un pouvoir tonique et reconstituant dont le malade tirera le plus grand profit. C'est ainsi que l'on donnera 1 à 2 grammes de benzoate de soude, 1 à 4 grammes d'acétate d'ammoniaqne dans un looch blanc de 120 grammes, ou du sirop de Tolu.

3° Nous avons vu combien le muscle cardiaque était faible chez l'enfant, et quelles multiples conséquences pouvait avoir l'insuffisance du cœur. C'est pour ne pas contribuer encore à sa déchéance que nous avons rejeté les antimoniaux et même l'ipéca de notre thérapeutique. Mais il ne suffit pas de ne pas surmener le cœur ; le médecin devra le soutenir dans la pneumonie ou la broncho-pneumonie comme dans la typhoïde ou le rhumatisme, et, parmi tous les médicaments proposés à cet effet, il n'en est pas de plus efficace que la digitale.

Elle sera surtout indiquée lorsque la congestion commencera à envahir le foie ; elle pourra ainsi prévenir de plus graves accidents. Aussi M. le professeur Baumel la donne-t-il systématiquement dans la pneumonie ou la broncho-pneumonie, et nous pensons que l'on ne saurait trop suivre cette pratique. Elle sera donnée ordinairement sous forme de teinture chez

l'enfant, à la dose de V à XV gouttes ; - le sirop de digitale
sera employé chez les tout jeunes, qui la tolèrent moins bien;
— l'infusion de poudre de feuilles sera réservée aux enfants
de plus de 10 ans ; — mais, quel que soit le mode d'adminis-
tration, sa durée ne devra pas dépasser 4 jours et il sera pré-
férable de ne pas y recourir avant l'âge de deux ans. La caféine
est aussi un stimulant puissant ; malheureusement, elle produit souvent une excitation passagère qui la rend inapplicable
chez l'enfant ; on l'emploiera à la dose de 0, 05 centig. à
1 gramme suivant l'âge. La spartéine (0, 02 à 0, 10 centigr.) ne
présente pas le même inconvénient, mais son effet est plus lent.

4° *Fortifier l'état général* est une indication qui ne le cède
guère en importance à la précédente. Il faut, en effet, mettre
le malade, dont les forces sont déjà si diminuées, en état de
résister à la dyspnée, à l'intoxication, et lui permettre de faire
les frais d'une convalescence souvent longue et pénible. On
devra donc faire bon marché de toutes les anciennes doctrines
du contro-stimulus et s'attacher à relever l'énergie du malade.

A côté de l'acétate d'ammoniaque, que nous avons déjà con-
seillé dans un précédent chapitre, on pourra recommander la
canelle, le musc, le sirop d'éther et tous les stimulants diffu-
sibles dont dispose la thérapeutique actuelle.

L'acool sera donné sous forme de vins (malaga, porto,
madère), de chartreuse ; 8 à 10 grammes de rhum par année
d'âge ne seront pas de trop.

Voici la formule qu'emploie généralement dans son service
M. le professeur Baumel :

> Rhum vieux, 5 à 15 grammes
> Sirop de digitale ⎫
> Sirop de polygala ⎭ ââ 30 gr.
> Extrait mou de quinquina, 1 gr.
> Eau, 100 grammes

par cuillerée à bouche toutes les 2 heures.

Le sérum artificiel trouvera son application dans les cas graves, et c'est à ce prix que l'on pourra communiquer au malade assez de force pour lui permettre de tousser et de débarrasser les voies aériennes des mucosités qui les obstruent.

5° Enfin, le *traitement symptomatique* ne présentera rien de bien particulier. Rappelons simplement qu'il faut souvent résister à la tentation d'enrayer trop tôt les vomissements et la diarrhée ; nous savons qu'ils proviennent de la pléiocholie due au foie cardiaque et que l'on doit respecter ces émonctoires et ne traiter leurs troubles fonctionnels qu'indirectement.

D'autre part, il ne faudra pas les provoquer, comme on serait tenté de le faire, en donnant des purgatifs au début de la pneumonie, où la constipation est d'observation courante. Contre l'agitation, les convulsions, l'insomnie, on donnera de l'extrait de belladone, du chloral, du bromure. On sera très réservé sur l'emploi du laudanum, dont on connaît l'intolérance chez les enfants. Une demi-goutte suffira au-dessous de 1 an, ainsi que l'a recommandé Trousseau.

Enfin pour faire tomber la température, on a beaucoup employé l'hydrothérapie froide ou tiède. Elle a donné des résultats satisfaisants surtout en Allemagne et en Suisse. Elle semble cependant moins importante ici que dans la fièvre typhoïde, et on aura toujours de la peine à la faire accepter pour une maladie intéressant surtout les organes thoraciques. La dyspnée, qui est d'ordinaire le symptôme le plus alarmant, sera atténuée par les injections d'éther, les potions à la liqueur d'Hoffmann (quelques gouttes), les ventouses sèches, les inhalations d'oxygène.

Enfin, il est des *préceptes hygiéniques* auxquelles il faudra soumettre le petit malade pendant toute la durée de l'affection. Nous y avons déjà insisté en parlant de la prophylaxie ; nous ne revenons pas sur la température et l'aération de la chambre, ni sur la propreté rigoureuse des muqueuses et de la peau. Disons simplement que le régime lacté sera de rigueur, au moins pendant la période fébrile, et que, au moment de la convalescence, une cure d'air sera de la plus grande utilité, autant pour assurer le rétablissement complet que pour prévenir l'invasion de la tuberculose. On a pu observer, en effet, que les petits pneumoniques, surtout quand cette maladie apparaît après la rougeole ou la coqueluche, avaient une particulière prédisposition à l'invasion par le bacille de Koch. Aussi, ne saurait-on trop recommander de donner pendant la maladie, ainsi que nous l'avons vu faire à la clinique médicale infantile de Montpellier, du carbonate de gaïacol, (0,20 centigrammes en 2 paquets), suivant l'âge, pour lutter préventivement contre la tuberculose. Et ce sera une raison de plus pour assurer pendant la convalescence une alimentation généreuse et une hygiène respiratoire parfaite.

PNEUMONIE

Observation Première

(Inédite)

Recueillie dans la service de M. le prof. Baumel

Eléonore Ch..., 13 ans, écolière, entrée à la clinique des enfants malades à l'hôpital Suburbain, salle des filles, lit n° 10 le 9 mars 1901.

Antécédents personnels. — Fluxion de poitrine il y a 3 ans, accidents nerveux dont la nature n'a pu encore déterminée.

Elevée à la montagne jusqu'à l'âge de 12 ans 1|2.

N'est pas menstruée.

Antécédents héréditaires. — Père bien portant, mère vit séparée du mari.

Maladie actuelle. — Mercredi dernier, 6 mars, cette enfant s'est plaint brusquement de mal à la tête, de frissons, d'un point de côté à gauche, au niveau de la région précordiale. En même temps, il y a eu des envies de vomir, de la toux non accompagnée de crachats.

9 mars. — Jour de l'entrée, l'interne constate de la matité à gauche et en arrière, du souffle, quelques râles crépitants ; il porte le diagnostic de pneumonie.

Prescription :

Looch blanc, 120 grammes.
Benzoate de soude, 2 grammes.
Teint. de digitale, X gouttes.

Une cuillerée à bouche toutes les 3 heures ; dans l'intervalle, des prises de lait.

Lait toutes les 3 heures ; tisane de violette et de jujube.

10 mars. — Etat stationnaire, crevasses aux mains.

11. — Même état, la malade expectore des crachats visqueux légèrement rouillés.

12. — Le point de côté à gauche persiste, les crachats rouillés sont plus abondants :

La température, qui depuis l'entrée dépassait 39°, est tombée à 38°. Pommette gauche très rouge; à l'auscultation, matité à gauche et en arrière, souffle tubaire très net, bronchophonie ; 50 centigr. d'albumine par litre empêchent l'application d'un vésicatoire. L'auscultation du cœur donne un souffle doux au premier temps, à la tricuspide ; foie un peu douloureux à la percussion.

Même prescription que ci-dessus.

La maladie a une évolution normale, la fièvre tombe le neuvième jour: la matité et le souffle disparaissent peu à peu, et la petite malade sort complètement guérie le 10 avril.

BRONCHO-PNEUMONIE

Observation II

(Inédite)

Recueillie dans le service de M. le professeur Baumel,

Marie Don.., 8 ans, écolière, entre à la clinique des enfants malades, salle des filles, n° 8, le 5 mars 1901.

Cette jeune malade nous vient de l'isolement, où elle était entrée le 17 novembre 1900 pour une rougeole qu'elle avait contractée à l'Hôpital-Général. Dès la chute de la température provoquée par l'éruption morbilleuse s'établit une sorte de fièvre intermittente, dont la quinine seule vint à bout. La convalescence définitive semblait devoir s'établir quand la fièvre s'alluma de nouveau et, le 4 mars 1901, on notait un peu de broncho-pneumonie à la base gauche, et comme l'isolement était terminé depuis longtemps on la fait descendre à la clinique. Au préalable, un bain désinfectant fut donné le 5 mars.

6 mars. — Un peu de dyspnée, température : 39° 5, sous-crépitants à gauche et en arrière.

Prescription :

> Teinture de digitale. . III gouttes.
> Benzoate de soude . . 2 gram.
> Looch blanc . . . . 120 »

Carbonate de gaïacol, 0,10 centigr., cachet n° 2.

7 mars. — Même état, la température seule est descendue ; temp. : 37° 5, traces d'albumine.

9 mars. — Légère amélioration, presque pas de fièvre.

10 mars. — La température est remontée ; battement des ailes du nez. Pâleur de la face.

12 mars. — Sous-crépitants disséminés dans toute la poitrine : en arrière, principalement au sommet droit ; en avant, à gauche et au sommet.

Râles bulleux et caverneux.

L'état s'aggrave les jours suivants : dyspnée très intense ; on doit faire respirer de l'oxygène. La malade meurt le 3 avril.

BRONCHO-PNEUMONIE

Observation III

(Inédite)

Recueillie dans le service de M. le professeur Baumel

Marie Val..., 6 ans, écolière, entre à la clinique des enfants malades, salle des filles, lit n° 5, le 28 décembre 1900.

Antécédents personnels. — Rougeole, il y a 2 ans.

Antécédents héréditaires. — Père bien portant ; mère morte de néphrite ; un frère, 14 ans, bien portant. Cette petite malade a déjà fait un séjour à l'hôpital au commencement de 1900 pour adénopathie trachéo-bronchique avec râles humides disséminés dans toute la poitrine, mais en arrière seulement. Une médication tonique et reconstituante ainsi que le sirop de raifort iodé amenèrent la résolution.

27 décembre 1900. — Elle entre pour broncho-pneumonie de la base gauche, dont elle est atteinte depuis 5 à 6 jours. T. au-dessus de 39°.

28 décembre. — Chute brusque de la température.

6 janvier 1901. — Râles humides dans toute la poitrine et en arrière ; pas de fièvre ; toux.

Sirop de raifort iodé, 50 grammes

Depuis le 6 janvier 1901 jusqu'au 6 mars :

Chaque fois qu'on ausculte cette enfant, on trouve des râles très nombreux des deux côtés et en arrière ; toux fatigante.

Sirop de raifort iodé, 30 grammes
Sirop de tolu, 150 gr.
Extrait de belladone, 0,07 centigr.

Eau de lacto-phosphate de chaux à 5/100, 30 gr.

Sirop de quinquina, 40 gr.

6 mars. — Râles humides, non seulement des deux côtés en arrière, mais aussi en avant ; face vultueuse, vomissements, pas de dyspnée. T. 39°5.

Broncho-pneumonie.

Prescription d'un vésicatoire.

> Teinture de digitale, V gouttes
> Benzoate, 2 grammes
> Looch blanc, 120 grammes.

7 mars. — Râles humides partout, mais bulleux et cavernuleux à la base droite.

9 mars. — Défervescence.

12 mars. — Râles humides dans toute la poitrine.

On reprend :

> Sirop de raifort iodé, 30 grammes
> Eau de lacto-phosphate de chaux, 40 grammes
> Sirop de quinquina, 40 grammes.

15 mars. — Un lombric est rejeté par les selles.

Les jours suivants, l'état s'améliore rapidement : la toux et même les râles humides disparaissent et l'enfant sort complètement guérie le 12 avril 1901.

CONCLUSIONS

I. — La pneumonie lobaire aiguë est rare chez l'enfant et presque toujours primitive ; la broncho-pneumonie, au contraire, est très fréquente et le plus souvent secondaire.

II. — Une température de 40 degrés, survenant d'emblée chez un enfant qui tousse, doit surtout faire songer à la pneumonie. La rougeur des pommettes, la perception du souffle tubaire, le tracé thermique, qui se maintient d'une façon presque continue à un niveau très élevé, feront le diagnostic de la pneumonie. La broncho-pneumonie a un début moins brusque, les oscillations de la fièvre sont irrégulières et ne sont pas nécessairement d'emblée aussi élevées, c'est un incendie mal éteint qui se rallume.

III. — Les lésions de la pneumonie affectent chez l'enfant une prédilection pour le sommet, mais cette localisation ne semble pas avoir ici la même gravité que chez l'adulte.

IV. — L'enfant âgé de moins de 8 à 10 ans ne crache pas ; il faudra, si l'on veut obtenir des produits d'expectoration, les retirer par le lavage de l'estomac.

V. — Il est souvent difficile de distinguer la broncho-pneumonie subaiguë de la tuberculose pulmonaire commune ou de la broncho-pneumonie tuberculeuse. L'état général, la marche de la maladie, la recherche des antécédents et des bacilles de koch serviront à ce diagnostic.

VI. — Le muscle cardiaque est particulièrement faible chez l'enfant. Aussi les résistances à la circulation pulmonaire produiront-elles facilement la dilatation du cœur droit. De là le foie cardiaque avec pléiocholie qui s'observe presque constamment dans la pneumonie et la broncho-pneumonie de l'enfant, et qui a pour conséquences la splénomégalie, les vomissements et la diarrhée.

VII. — Il faudra éviter toute médication hyposthénisante, ne jamais employer d'antimoniaux, surtout de tartre stibié ; l'infusion d'ipéca à titre d'expectorant et de décongestif devra même être employée avec ménagement ; on surveillera avec soin le fonctionnement du cœur de l'enfant et on le soutiendra par divers toni-cardiaques et surtout par la teinture de digitale, qu'on suspendra deux jours tous les quatre jours.

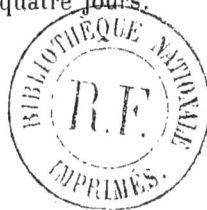

INDEX BIBLIOGRAPHIQUE

Balzer. — Note sur l'état fœtal dans la broncho-pneumonie des enfants (Gazette méd., Paris, 2 mars 1878).

— Contribution à l'étude de la broncho-pneumonie, Versailles, 1878.

Baumel. — Leçons cliniques sur les maladies des enfants (Thèse d'agrégation, 1883).

Barthez et Rilliet. — Mémoire sur quelques points de l'histoire de de la broncho-pneumonie chez les enfants (Gazette des hôpitaux, Paris, 1851).

Cadet de Gassicourt. — Traité clinique des maladies de l'enfance, 1880.

Charcot et Bouchard. — Traité de médecine.

Cornil. — Anatomie pathologique des broncho-pneumonies (Semaine médicale, août, 1885).

Damaschino. — Différentes formes de la pneumonie des enfants. Paris, 1880.

Descroizilles. — Traité de pathologie infantile.

Dieulafoy. — Manuel de pathologie interne.

Grancher, Comby et Marfan. — Traité des maladies de l'enfance.

Hayem. — Des bronchites (Thèse de Paris, 1869).

Lacour. — De l'hydrothérapie dans la broncho-pneumonie des enfants (Thèse de Lyon, 1883).

Legendre et Bailly. — Nouvelles recherches sur quelques maladies du poumon (Arch. de méd., Paris, 1884).

Picot et d'Espine. — Manuel des maladies de l'enfance.

Rocher. — Parallèle différentiel entre la pneumonie franche et la broncho-pneumonie chez les enfants (Thèse de Paris, 1875).

Sée (G.). — Maladies spécifiques non tuberculeuses des poumons, 1885.

Thaon. — A propos des broncho-pneumonies de l'enfance et de leurs microbes.

Vogel. — Traité des maladies de l'enfance.

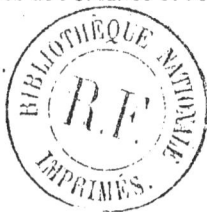